Jutta Heller

Das wirft mich nicht um

Mit Resilienz stark durchs Leben gehen

Mit Illustrationen von Kai Pannen

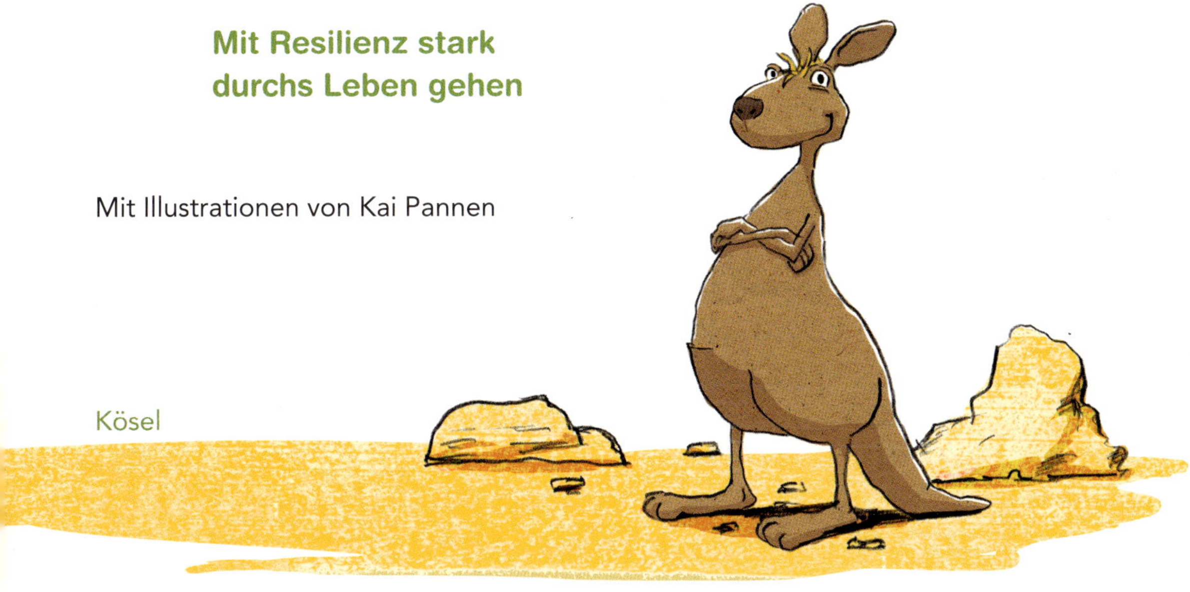

Kösel

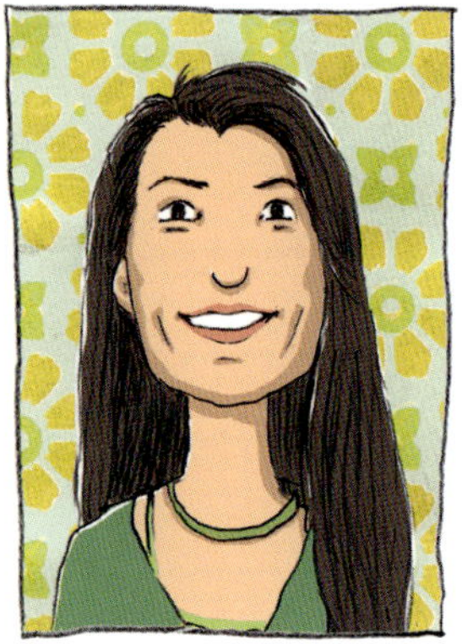

Die Autorin

Prof. Dr. Jutta Heller ist seit über 20 Jahren als selbstständige Trainerin, Beraterin und Coach tätig. Die Expertin für Resilienz lehrte mehr als zehn Jahre insbesondere Training & Business Coaching an der Hochschule für angewandtes Management. Sie ist es seit vielen Jahren gewohnt, mit Veränderungen umzugehen – privat und beruflich. Durch ihren ressourcenorientierten Ansatz gibt sie in ihrer Arbeit Impulse zur Weiterentwicklung.
www.juttaheller.de

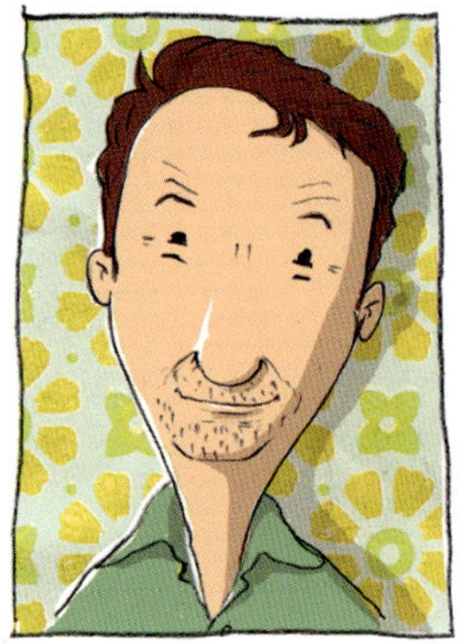

Der Illustrator

Kai Pannen studierte Malerei und Film in Köln. Seit 1990 arbeitet er als Illustrator und Trickfilmer. Ein Schwerpunkt seiner Tätigkeit ist die Buchillustration. Für den Kösel-Verlag zeichnete er u. a. die erfolgreichen Bücher mit dem Glücksschaf Oscar: *Kopf hoch!*, *Nur Mut!* und *Viel Glück!* Kai Pannen lebt und arbeitet in Hamburg.
www.kaipannen.de

Inhalt

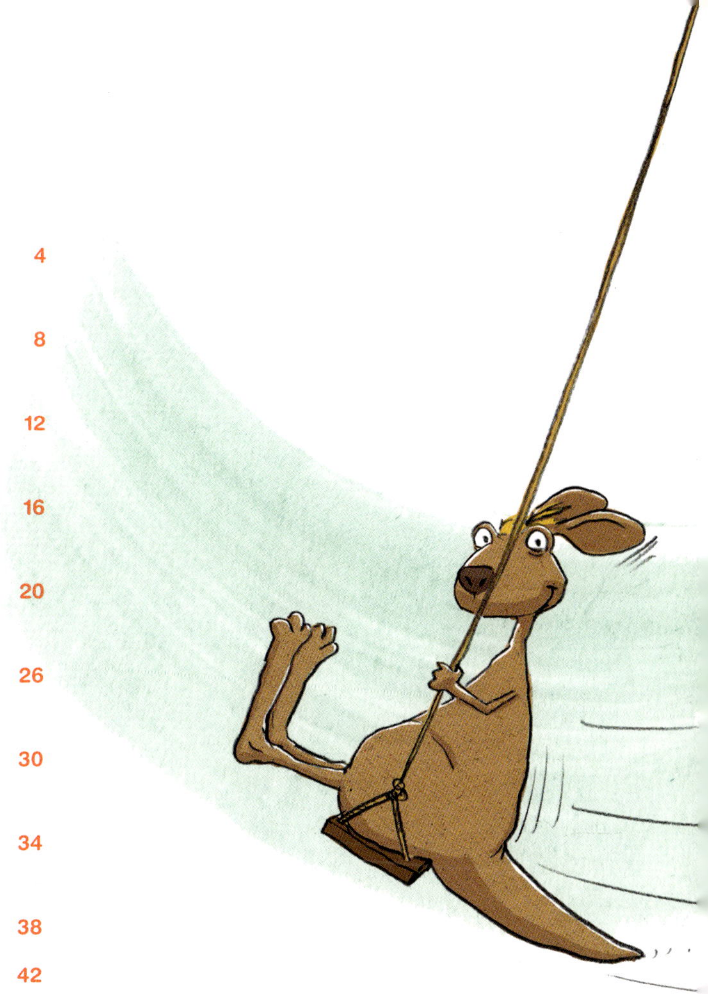

Vorwort: Mach es wie das Känguru

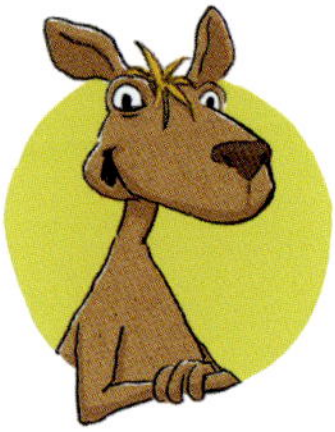

Als Känguru hat man es nicht immer einfach. Wir müssen jeden Tag ausreichend Nahrung finden. In unserem Clan mit all den Jungtieren, den Heranwachsenden und Erwachsenen gibt es etliche Platzkämpfe und Imponiergehabe. Durch die vielen durchbrausenden Autos ist es für uns ziemlich gefährlich geworden. Und manchmal ziehen plötzlich Feuerstürme durch unser Revier, sodass wir fliehen und anschließend doch recht darben müssen, da kaum mehr Fressbares zu finden ist … Trotzdem nehmen wir unser Leben leicht, dafür haben wir etliche hilfreiche Fähigkeiten entwickelt.

Auch für Menschen ist das Leben nicht immer einfach. Jeder von uns muss seinen Alltagstrott mit Aufgaben- und Termindruck handhaben. Oft sind wir angestrengt: im Beruf, in der Familie, in unseren Beziehungen. Und manchmal lassen wir dabei unseren Kopf ziemlich hängen. Dann scheinen wir von unlösbaren Problemen umzingelt, an denen wir nichts ändern können und die uns immer mehr zu Boden drücken.

Wir sind jedoch auch immer wieder mit kritischen Lebensereignissen konfrontiert. Dies sind grundlegende Veränderungen in unserem Leben wie beispielsweise ein neuer Job, ein Umzug, Heirat, Auszug der Kinder, Scheidung, der Übergang in die Rente oder auch Krankheitsphasen. Und wenn noch traumatische Erfahrungen dazukommen, die uns erst mal komplett aus der Bahn werfen, dann sind wir sehr gefordert.

»Schwierige« Situationen können wir jedoch auch anders wahrnehmen: Das Leben schenkt uns mit ihnen viele Herausforderungen und Bewährungschancen. Wir sind nicht immer erfolgreich, aber es kommt darauf an, was wir daraus machen. Und dafür können wir vom Känguru lernen.

Kängurus sind äußerst faszinierende und sympathische Tiere. Recht bekannt ist, dass sie erstaunlich gut und weit hüpfen können, je nach Situation bewegen sie sich aber auch einmal langsam auf ihr Ziel zu. Wenn sie hochaufgerichtet auf ihren Hinterbeinen stehen, wirft sie nichts mehr um. Und so stellen sie sich jeden Tag den Herausforderungen ihres Alltags und meistern sie. Auf Schwierigkeiten derart standfest und flexibel zugleich zu reagieren, dabei hilft uns Menschen Resilienz. In der Psychologie wird damit die Fähigkeit beschrieben, sich aus jeder beliebigen Lage wieder aufzurichten – durch den Rückgriff auf eigene Ressourcen. Wenn wir uns also innerlich stark fühlen, können wir Herausforderungen und Belastungen erfolgreicher meistern. Solche Situationen sind dann zwar anstrengend, aber sie machen uns nicht krank.

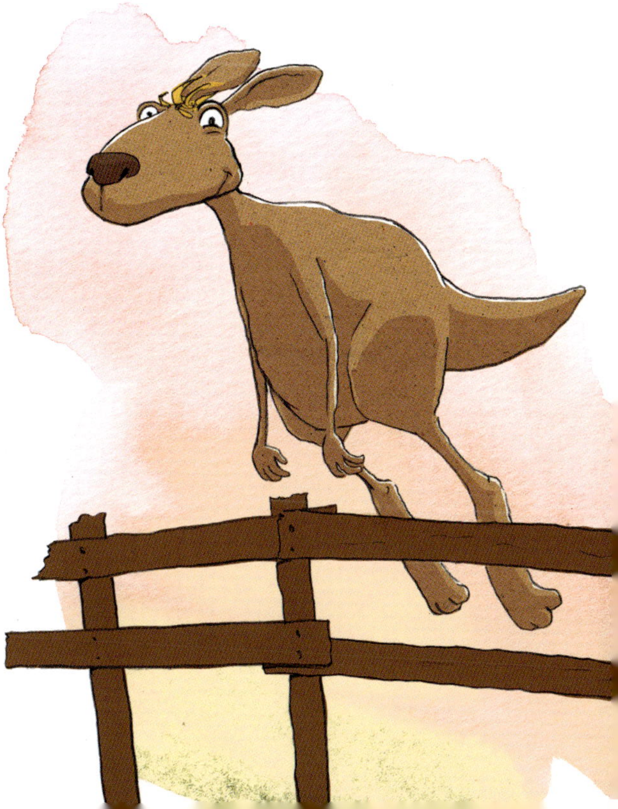

Hilfreich sind insbesondere sieben Qualitäten, damit wir stabil und flexibel zugleich durchs Leben gehen, mit ihnen geht vieles deutlich leichter. Und dabei können wir viel vom Känguru lernen:

1. **Akzeptanz:** Mit Unabänderlichem müssen wir uns abfinden. Vorbei ist vorbei. Dem Känguru fällt das nicht schwer. Es ist ein Meister der Veränderungen, lange Zeit lebt es im Beutel der Mutter, bis es nicht mehr zurückkann und selbstständig wird. Es hält sich nicht mit der Vergangenheit auf, sondern akzeptiert Neues einfach.
2. **Optimismus:** Auch wenn etwas schwierig ist, können wir darauf bauen, dass es wieder besser wird, und uns auf Positives für unsere eigene Stärkung fokussieren. Hoch aufgerichtet fühlt das Känguru sich stark, nichts kann es dann aus der Bahn werfen. Frohgemut hüpft es deshalb voran.
3. **Selbstwirksamkeit:** Wir können mit Anspannung und Entspannung dafür sorgen, dass wir unser Leben im Griff haben. Wichtig sind dafür unsere speziellen Stärken und unser Selbstwertgefühl. Das Känguru balgt voller Lebensfreude mit seinen Artgenossen, kann aber auch mal entspannt »abhängen«. Damit baut es immer wieder einen Zustand des Wohlbefindens auf, der ihm hilft, kraftvoll und flexibel auf seine Umgebung zu reagieren. Gegen den Unbill des Lebens hat es ein dickes Fell entwickelt.
4. **Eigen-Verantwortung:** Wenn wir klar wahrnehmen, was wir zu einer Situation beitragen und was der Beitrag anderer ist, dann können wir unterstützende Bewertungen und Glaubenssätze für uns nutzen. Ein Känguru verlässt sich auf seine Sinne und schätzt deshalb die Situation immer wieder neu ein, reagiert also flexibel auf seine Umwelt. Es ist sich seiner Bedürfnisse bewusst und handelt dementsprechend, übernimmt also Verantwortung für sein eigenes Wohl.

5. Netzwerk-Orientierung: Zusammen geht alles besser. Vor allem sollten wir uns immer wieder trauen, rechtzeitig um Hilfe zu bitten. Bei Kängurus läuft das fast automatisch. Sie leben in Gruppen zusammen, sorgen als Rudeltiere für guten Kontakt zu den anderen und verlassen sich darauf, im Zweifelsfall auf ihre Hilfe bauen zu können.
6. Lösungs-Orientierung: Es gibt immer mehrere Möglichkeiten, um Schwierigkeiten zu klären. In den kargen Zonen Australiens nutzt das Känguru jede Chance zur Wassergewinnung, vertraut dabei aber auch immer wieder auf seine Fähigkeit, eine Lösung zu finden.
7. Zukunfts-Orientierung: Mit etwas Durchhaltevermögen können wir für die Realisierung unserer Ziele sorgen. Diese können wir immer wieder neu wählen, um gut durchs Leben zu kommen. Auch Kängurus orientieren sich nach vorne, sie können nämlich gar nicht rückwärts laufen – ihr Schwanz ist dabei im Weg. Umso besser sind sie beim Vorwärtshüpfen, sodass sie locker auch längere Strecken zurücklegen können.

Wie wir diese Kängurueigenschaften nutzen können, wird im Folgenden in jeweils einem eigenen Kapitel erklärt. Dazu gibt es viele passende Übungen, um die eigene »Stehaufkompetenz« zu trainieren. Ideal wäre, wenn Sie am Ende des Buches Ihre Einstellung zum Leben ein wenig zum Positiven verändert haben und sagen können:

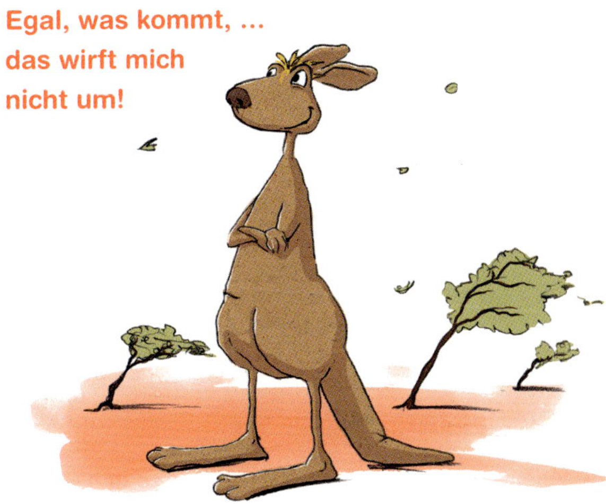

1. Mal drin, mal draußen: Spezialist für Übergänge

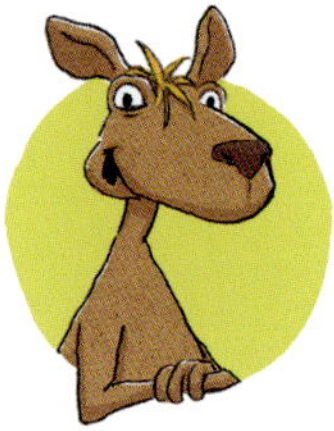

Ich habe früh gelernt, flexibel zu sein. Als ich ein halbes Jahr alt war, kletterte ich zum ersten Mal aus dem Beutel meiner Mutter. Ich fühlte mich unsicher, stand wackelig auf meinen Beinen und schlüpfte erst mal schnell wieder zurück. Im Beutel war es warm und es gab immer Milch. Jeden Tag wurde ich dann etwas mutiger. Ich wollte wie die anderen herumhüpfen, war mal drin im Beutel und dann wieder draußen. Es war ein herrliches Spiel, rein und raus, so wie ich es gerade brauchte … Irgendwann passte ich dann aber nicht mehr in den Beutel. So musste ich meinen eigenen Weg gehen. Ein Zurück gab es nicht. Das war aber gar nicht so schlimm, ich fand mich nun auch außerhalb des Beutels spielend zurecht.

Die Phase des Übergangs dauert beim Känguru zwei bis drei Monate. In dieser Phase lernt es zu hüpfen, sich bei Gefahr richtig zu verhalten und herauszufinden, wo die besten Fressplätze sind. Nach dieser Zeit kann es sich sicher bewegen und in der Natur zurechtfinden.
So wie das Känguru erleben auch wir immer wieder Veränderungen, die wir selbst initiieren oder die uns durch andere vorgegeben werden. Vielleicht haben Sie sich für einen neuen Job beworben. Sie wissen, dass Sie die Fähigkeiten dafür haben, aber gleichzeitig ist Ihnen ein wenig mulmig, wenn Sie sich die Zusammenarbeit mit den neuen Kollegen vorstellen. Oder Ihr Partner beziehungsweise Ihre Partnerin kommt abends nach Hause und eröffnet Ihnen, dass es mit dem Job in China geklappt hat und Sie umziehen

müssen … In solchen Momenten erleben wir ein Wechselbad der Gefühle. Angst und Lust sind quasi gleichzeitig da. Das neue Leben ist noch unbekannt, sodass wir uns zugleich neugierig und unsicher fühlen. Das alte Leben hingegen ist bekannt und vertraut, wir haben uns sicher darin eingerichtet. Emotional pendeln wir in solchen Phasen des Übergangs hin und her, wir springen sozusagen immer wieder aus und in den Beutel: Mal sind wir gedanklich in der Zukunft, dann wieder in der Vergangenheit. Wichtig ist in solchen Phasen des Übergangs, dass wir uns irgendwann von unserer bisherigen Lebenssituation verabschieden und uns entscheiden, dass wir die neue Lebenssituation annehmen wollen.
Muss man immer alles akzeptieren? Natürlich nicht. **Aber wir sollten im Leben immer nur gegen etwas ankämpfen, das man verändern kann, beziehungsweise nur so lange, wie es sich verändern lässt.** Das Känguru kann irgendwann nicht zurück. Es passt einfach nicht mehr in den Beutel seiner Mutter. Und statt daran zu verzweifeln, stellt es sich auf die neue Situation ein.

Tipp

Schauen Sie einfach mal zurück, was Sie schon alles in Ihrem Leben gemeistert haben. Auch wenn manches schwierig war, Sie haben den Übergang geschafft. Was genau hat Ihnen geholfen, sich auf die Veränderungen einzulassen? Welche Ihrer Stärken haben Sie dafür genutzt? Jede Veränderung ist ein wichtiger Lernschritt in Ihrem Leben. Seien Sie stolz auf das, was Sie bereits geschafft haben.

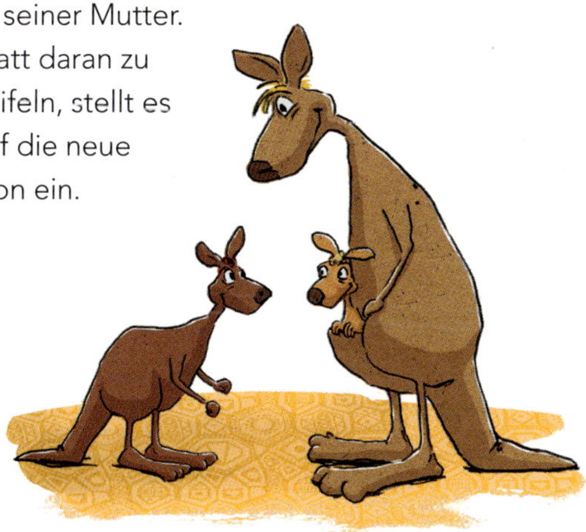

Mit etwas Kopfkino können auch wir unbekannte, uns ängstigende Situationen leichter annehmen. Dafür müssen wir unsere Wahr-Nehmung nur bewusst steuern. Vorab ein kleines Experiment:

- Wählen Sie einen Platz in der Natur, den Sie gerne haben und stellen Sie ihn sich ganz genau vor. Was können Sie dort sehen, hören, riechen, schmecken und fühlen?
- Stellen Sie sich nun diesen Platz im Mondschein vor und dann in der Morgendämmerung. Was ist anders?
- Und wie ist es in einer düsteren, eisigen Sturmnacht?

Der Platz ist der gleiche, aber Ihre Gefühle werden vermutlich je nach vorgestellter Zeit und Atmosphäre unterschiedlich sein. Genauso können Sie Ihre Themen bearbeiten. Indem Sie Ihre innere Wahrnehmung einer Situation verändern, werden Sie sich leichter auf die Veränderung einlassen können. Sie haben die Wahl!

ÜBUNG:
Akzeptieren leicht gemacht

Suchen Sie sich einen bequemen Sitzplatz, an dem Sie sich im zweiten Teil der Übung entspannt zurücklehnen können. Wählen Sie ein »Thema«, eine anstehende Veränderung – zum Beispiel der neue Job –, etwas, das Sie noch mehr aus vollem Herzen annehmen und akzeptieren wollen. Machen Sie sich im ersten Schritt mit allen Sinnen (Sehen, Hören, Fühlen) bewusst, wie Sie dieses »Thema« bisher innerlich abgespeichert haben. Am besten notieren Sie sich die zentralen Aspekte.

1. Aspekte des Sehens: farbig oder schwarz-weiß, intensiv oder pastellfarbig, hell oder dunkel, klar oder verschwommen, nah oder fern, direkt vor Ihnen oder rechts beziehungsweise links, Standbild oder Film? Spüren Sie sich in der Szene oder sehen Sie das Bild von außen?

2. Aspekte des Hörens: Stimmen oder Geräusche, laut oder leise, schrill oder voll, kontinuierlich oder ab und zu, deutlich oder undeutlich?
3. Aspekte des Fühlens: Angespannt oder entspannt, Ziehen oder Drücken, von außen oder von innen, flächig oder auf einem Punkt? Wo im oder am Körper – zum Beispiel auf den Schultern, auf der ganzen Brust, in der Magengrube?

Im zweiten Schritt experimentieren Sie mit Ihrer Wahrnehmung. Am leichtesten geht das, wenn Sie sich zurücklehnen und quasi in den Himmel schauen. Verändern Sie die Aspekte des Sehens, Hörens und Fühlens wie ein Regisseur. Nutzen Sie zur Veränderung der Qualitäten Techniken wie die eines Kippschalters, Zooms oder Dimmers. Wenn zum Beispiel etwas in Ihrer inneren Wahrnehmung zuvor eher schwarz-weiß war, geben Sie etwas Farbe dazu, zuerst pastellfarben, dann intensiver. Wenn etwas weit weg war, ziehen Sie es näher heran. Wenn etwas dunkel war, machen Sie es in Ihrer Vorstellung heller. Finden Sie heraus, welche Veränderungen sich gut anfühlen und notieren Sie diese. Machen Sie sich abschließend Ihr »Thema« mit den veränderten Qualitäten bewusst. Sicherlich wird sich zum Beispiel der neue Job in ansprechenderer Licht- und Tonqualität schon etwas angenehmer und vertrauter anfühlen.

Im dritten Schritt überlegen Sie sich, wann Sie in der nächsten Zeit wieder für Ihr »Thema«, zum Beispiel für den neuen Job, aktiv sein werden und wie Sie dann neu gestimmt auch anders agieren und reagieren werden. Wenn sich etwas innerlich besser anfühlt, gut klingt und attraktiv aussieht (Ihr »Thema« mit den veränderten Qualitäten), dann werden Sie viel leichter in die Gänge kommen und sich auf das Neue besser einlassen können.

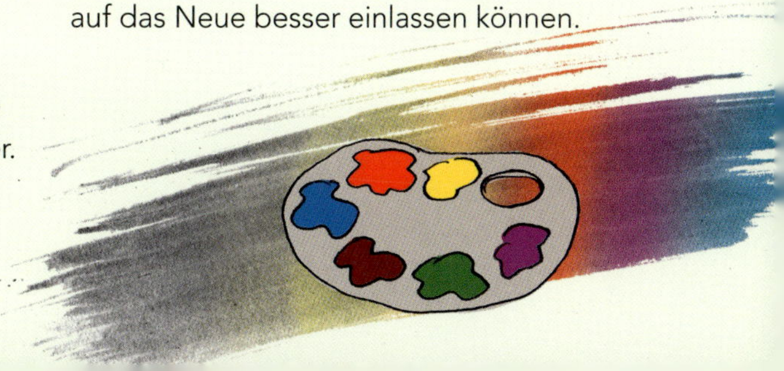

2. Hoch aufgerichtet auf den Hinterbeinen

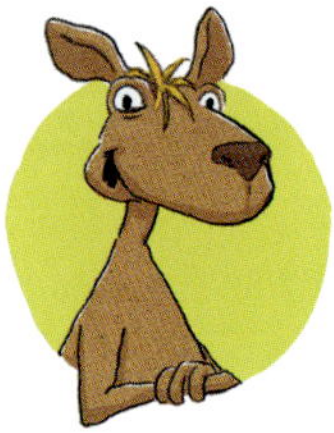

Manchmal ducke ich mich ins Gras, um ja nicht gesehen zu werden, zum Beispiel von einem Dingo. Am besten fühle ich mich aber, wenn ich mich hoch aufrichte, meine Nase in die Luft strecke und vollen Überblick habe. Vor allem, wenn Kollegen vorbeikommen, atme ich tief ein und mache meine Brust breit. Dann fühle ich mich so richtig stark. Wenn ich dann erst mal losspringe, kann mich nichts mehr aufhalten.

Gibt es Tage, an denen Sie zu Tode betrübt, mit hängendem Kopf und Schultern durchs Leben schleichen? An solchen Tagen nehmen wir oft nicht mal einen Sonnenstrahl wahr, der durchs Fenster blinzelt. Falls jemand dann noch »Kopf hoch« sagt, halten wir das nur für einen blöden Spruch … An anderen Tagen ärgert uns die kleinste Kleinigkeit.

In solchen Momenten sind wir nicht mehr richtig denk- und handlungsfähig, was für andere und auch für uns ziemlich unangenehm ist. In der Fachsprache würde man von »stuck« – festgefahren – sprechen. Um aus diesem Zustand wieder herauszukommen, gibt es aber ein ganz einfaches Rezept: Aufrichten und bewegen!

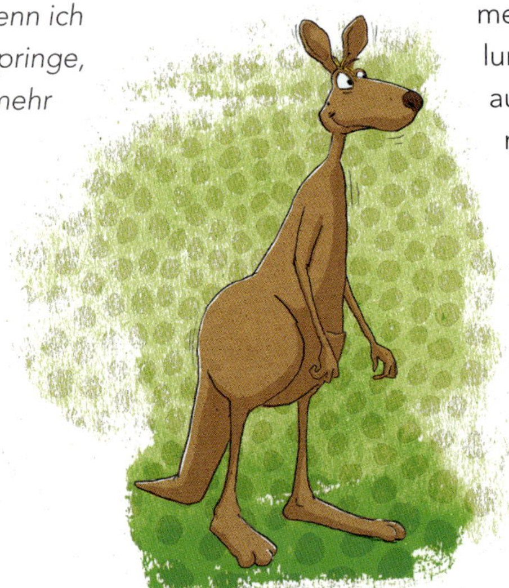

ÜBUNG:
In Bewegung kommen

Stellen Sie sich aufrecht hin. Sie brauchen für die Übung nur wenig Platz, sodass Sie sie auch in einem Büro machen können. Bewegen Sie sich nur auf der Stelle. Ein paar Minuten reichen aus.

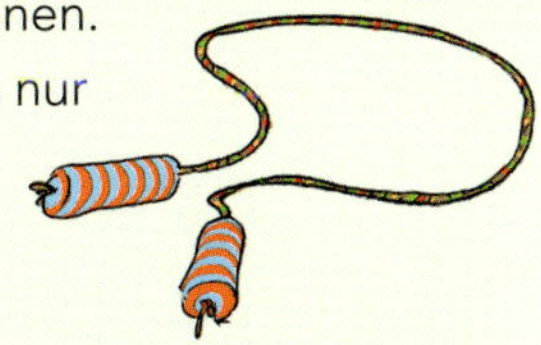

1. Stampfen Sie mit Ihren Füßen abwechselnd rechts und links auf.
2. Fangen Sie an, auf der Stelle zu laufen.
3. Hüpfen Sie einfach mit beiden Füßen immer wieder hoch – wie ein Känguru!
4. Bleiben Sie stehen, atmen Sie tief ein und strecken Sie sich.
5. Schauen Sie sich um und versuchen Sie ein kleines Lächeln …

Auf diese Art und Weise können wir unsere »Laune« jederzeit über unseren Körper beeinflussen. Beim Aufstampfen können wir bewusst unseren Ärger rauslassen, uns abreagieren. Beim Auf-der-Stelle-Laufen schüttet das Gehirn Glückshormone aus, weshalb sich unsere Laune bessert. Und das Hüpfen vermittelt uns ein Gefühl der Leichtigkeit. Nach solch einer kleinen Übung fühlen wir uns deshalb gelöster und sind optimistischer drauf. Stampfen, laufen und hüpfen – das machen Kängurus oft, erwachsene Menschen in der Öffentlichkeit natürlich eher nicht. Was wir aber immer tun können, ist ganz einfach: **tief einatmen, sich bewusst aufrichten, das Umfeld wahrnehmen und lächeln. Das geht immer!**
Egal, wie es uns im Leben geht, es gibt immer Gratis-Geschenke, die wir nur bewusst wahrnehmen müssen, damit sie unsere Laune heben. Hören Sie mal auf das Vogelzwitschern, sehen Sie den Sonnenstrahl, spüren Sie die heiße Tasse Tee oder Kaffee in Ihrer Hand. Wenn wir uns

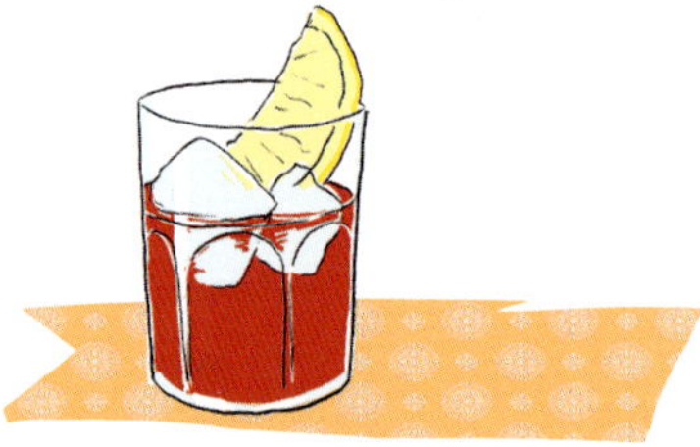

auf etwas Positives fokussieren, erleben wir innerlich ein Gefühl der Weitung. Wenn wir uns auf etwas Negatives fokussieren, entsteht eher ein Gefühl von Anspannung und Enge. Daher macht es generell einen Unterschied, wie Sie etwas bewerten. Eine Freundin berichtete mir von ihrer Chemotherapie: »Die rote Infusion erinnerte mich an Campari, den ich schon immer mochte. Nach der Zeit in der Klinik habe ich mir bewusst immer wieder einen Campari gegönnt, weil mich das daran erinnerte, dass ich neue Lebenszeit geschenkt bekam.« Selbst in einer solch schwierigen Lebenslage haben wir die Wahl: wir können uns ängstigen, den Kopf in den Sand stecken oder das Bestmögliche daraus machen.

ÜBUNG:
Erstellen Sie Ihre Freudenliste

Nehmen Sie sich für diese Übung zehn bis 15 Minuten Zeit. Gut wäre, wenn Sie Ihre Ideen aufschreiben würden. Gehen Sie gedanklich einfach durch Ihren normalen Tages- und Wochenablauf vom Aufstehen bis zum Schlafengehen. Worüber freuen Sie sich, was tun Sie gerne, was bringt Sie in Stimmung? Denken Sie an das, was Sie während des Tages sehen, hören, riechen, schmecken und spüren. Achten Sie dabei vor allem auch auf Kleinigkeiten.

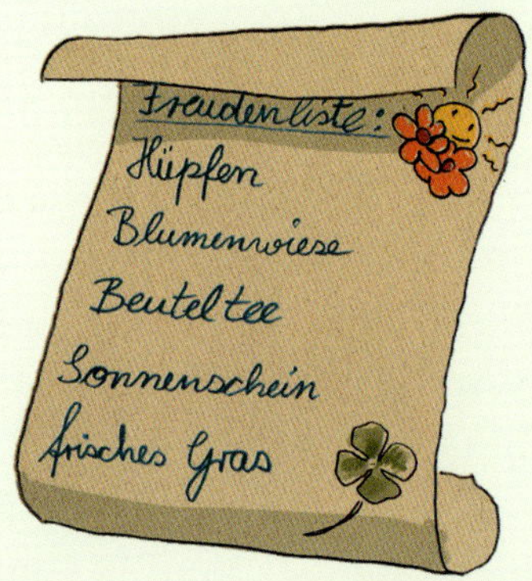

Diese Liste kann zukünftig Ihr »Überlebenspaket« sein. Immer, wenn Sie nicht so gut drauf sind, schauen Sie auf Ihre Freudenliste. Bestimmt finden Sie etwas, was Sie zum Schmunzeln bringt, was Sie genau in dem Moment für sich tun können. **Genießen Sie Ihr Leben! Das gibt Ihnen wieder Schwung, Neues oder Schwieriges anzugehen.**

Das Positive wahrnehmen, das ist eine Fähigkeit, die Optimisten auszeichnet. Sie setzen sich keine rosarote Brille auf, aber sie vertrauen darauf – gerade wenn es schwierig ist –, dass es wieder besser wird. Und wenn sie erfolgreich waren, sagen sie: »Das habe ich gut hinbekommen.« Optimistische Menschen sind gesünder und leben länger als Pessimisten. Das ergeben zumindest Studien aus der Glücksforschung. Und Sie allein entscheiden, wie Sie in die Welt hinausschauen. Sie setzen die Filter für Ihre Wahrnehmung. Genau wie das Känguru können Sie sich aufrichten und mit elastischen Schritten und Lebensfreude vorangehen.

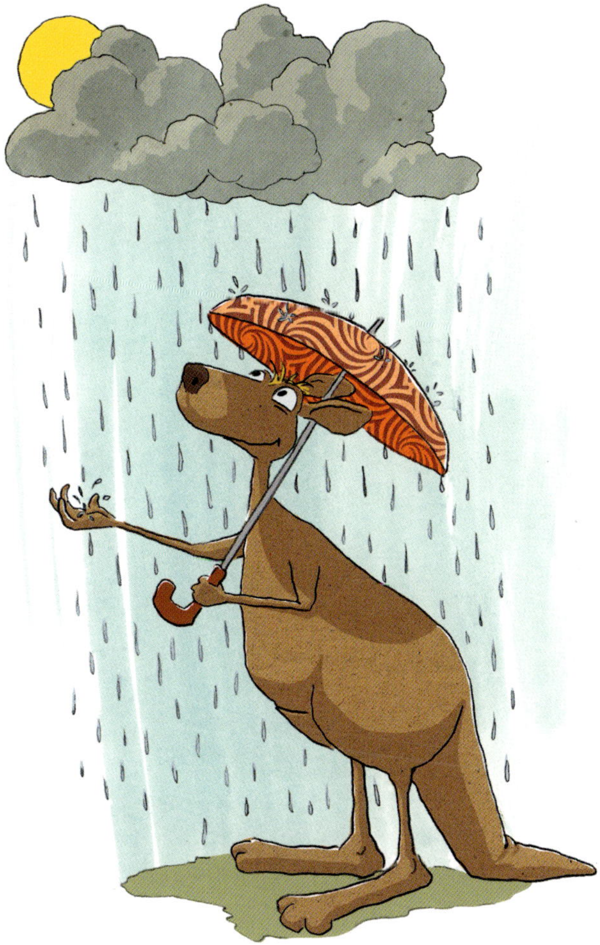

3. Kraftvoll und relaxed

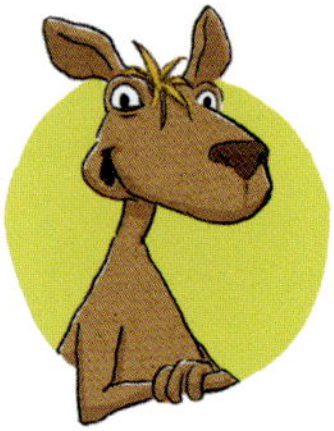

Mir macht das spielerische Raufen mit anderen Spaß. Den richtigen Moment zu erwischen und mich dabei sicher abzustützen, ist gar nicht so einfach … Mal gewinne ich, mal der andere.
Zu anderen Zeiten, wie in der kühlen Morgendämmerung, hüpfe ich am liebsten zusammen mit meinen Freunden durch die hohen Gräser. Und wenn es richtig heiß wird, liege ich im Schatten eines Baums oder bade in einer kühlen Sandkuhle. Wenn ich mich dann hin- und herwälze, mir behaglich mein Fell ringsherum kratze, geht's mir richtig gut.

Während sich Kängurus entweder eindeutig dem entspannten Herumliegen oder dem aufregenden Wettkampf widmen, sind nur bei wenigen Menschen Phasen der Anspannung und Phasen der Entspannung ganz klar getrennt. Viele Zeiträume, in denen wir funktionieren müssen, sind vorgegeben, die Momente zum Entspannen dabei oft eher knapp bemessen. Stress-Situationen laugen uns aus, sodass wir kaum mehr einen Zustand erreichen, in dem wir uns kraftvoll und entspannt zugleich fühlen.
Unser Körper ist jedoch sehr intelligent: wenn wir unsere Kräfte im Übermaß verbrauchen, werden wir einfach krank. Unsere verspannte Muskulatur gibt uns zum Beispiel oft schon frühzeitige Schmerzsignale. Wichtig ist, diese Signale wahrzunehmen und dann dringend herunterzuschalten. Notfalls sollte man die vom Körper verordnete Auszeit des Krankseins dann auch tatsächlich nehmen. **Entspannung für Kopf und Körper sollte aber eigentlich schon vorher unbedingt in unserem Tagesplan enthalten sein**, damit es gar nicht so weit kommt.

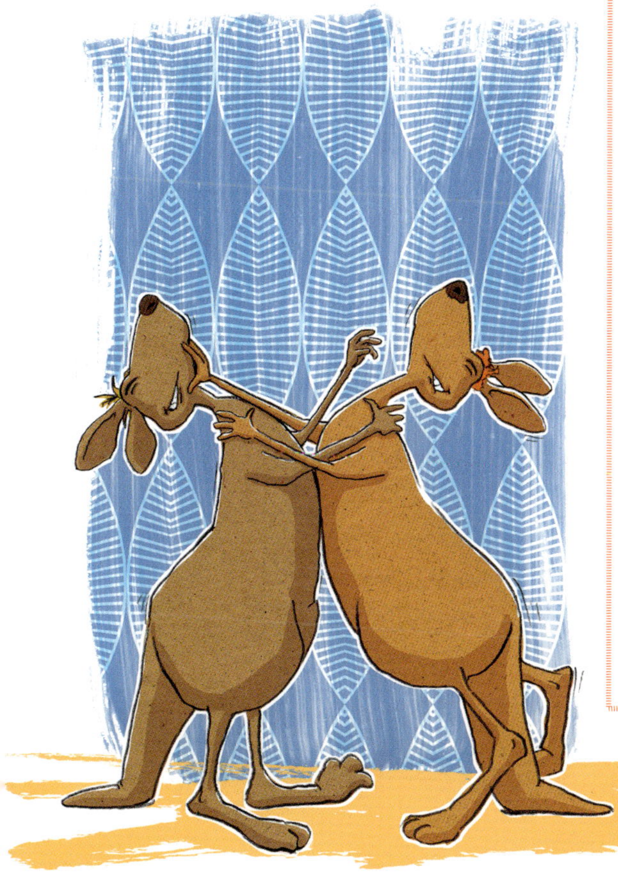

Tipp

Träumen Sie einfach mal vor sich hin, wie Sie Ihre wache Zeit mit Entspannungsphasen ideal gestalten möchten. Lassen Sie Ihren Gedanken freien Lauf. Freuen Sie sich auf Möglichkeiten, die Sie noch nie gedacht oder die Sie schon lange vergessen haben. Was täte Ihnen so richtig gut? Was wäre Ihr Äquivalent dafür, sich so richtig in einem Sandloch zu suhlen?

Hier ein paar Beispiele: Morgens zuerst durchs Grüne spazieren oder joggen, nach konzentrierter Arbeit in der Cafeteria eine kurze Pause genießen, Mittagspause auf der Parkbank machen, abends zu zweit mit dem Partner oder der Partnerin essen oder mit Kollegen oder Freunden ausgehen …

Welche Ideen tauchen bei Ihnen auf? Lassen sich nicht zumindest einige ganz leicht in Ihren Alltag einbauen?

ÜBUNG:
Selbstwert stärken

Nehmen Sie sich für diese Übung zehn bis 15 Minuten Zeit. Gut wäre, wenn Sie sich wieder Notizen machten. Orientieren Sie sich an den folgenden Leitfragen:

- Was können Sie so richtig gut? Was fällt Ihnen leicht? Was macht Ihnen Spaß?
- Worin kennen Sie sich gut aus?
- Was sind Ihre fachlichen/beruflichen Fähigkeiten?
- Was sind Ihre Hobbys? Worin gehen Sie auf?
- Was fällt Ihnen leicht im Umgang mit anderen Menschen, in der Familie, mit Freunden und Kollegen?
- Was mögen und schätzen andere Menschen an Ihnen?
- Worauf sind Sie stolz?

Erstellen Sie anschließend aus Ihrer Sammlung eine Stärken-Hitliste mit den drei bis fünf Stärken, die Ihnen besonders wichtig sind. Das können beispielsweise Ihre Offenheit für Neues, Ihre Kritikfähigkeit und Ihr Humor sein. Holen Sie sich von mindestens drei Personen Ihres Vertrauens, aber auch von Kritikern Feedback, inwiefern sie diese Stärken in Ihrem Verhalten wahrnehmen. Ideal wäre, wenn Ihr Selbstbild mit dem Fremdbild übereinstimmte. Fragen Sie auch nach Tipps für Ihre Weiterentwicklung und lassen Sie sich von den Rückmeldungen überraschen!

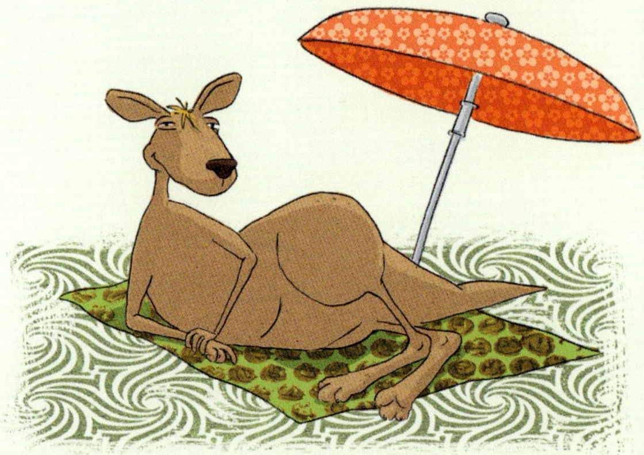

Entspannung gehört zu den Grundbedürfnissen von Mensch und Tier. Ähnlich ist es mit dem Bedürfnis nach Selbstwertschutz und Selbstwerterhöhung. Wenn uns andere angreifen, kritisieren und wir uns getroffen fühlen, dann ist meist unser erster Impuls, uns zu rechtfertigen und zu verteidigen. Das fühlt sich aber meistens nicht gut an. Oder wenn wir uns schwach fühlen, weichen wir aus, ziehen uns zurück und empfinden das als unangenehm.

Wenn wir uns jedoch stark fühlen, dann macht auch mal ein wohldosierter Schlagabtausch so richtig Spaß. Kängurus machen das körperlich, für uns Menschen ist die verbale Variante sicher besser.

Kängurus haben sich im Laufe der Evolution hervorragend an ihre Umgebung angepasst. Ihr dickes Fell schützt sie vor Kälte und Hitze. Ebenso brauchen wir für unseren Alltag manchmal ein dickes Fell, um nicht alles an uns heranzulassen.

Wenn Sie sich mit Ihren Stärken vertraut gemacht haben, können Sie sich diese immer wieder ins Gedächtnis rufen, wenn es mal nicht so rund läuft. Wichtig ist, dass Sie sich gedanklich nicht nach unten ziehen, sondern eher aufbauen. Das stärkt Ihr Selbstwertgefühl und dementsprechend auch die Art, wie Sie an Herausforderungen herangehen. Denn wenn Sie sich stark fühlen, motiviert Sie das, genau wie das Känguru Schwierigkeiten ins Visier zu nehmen und zu »besiegen«.

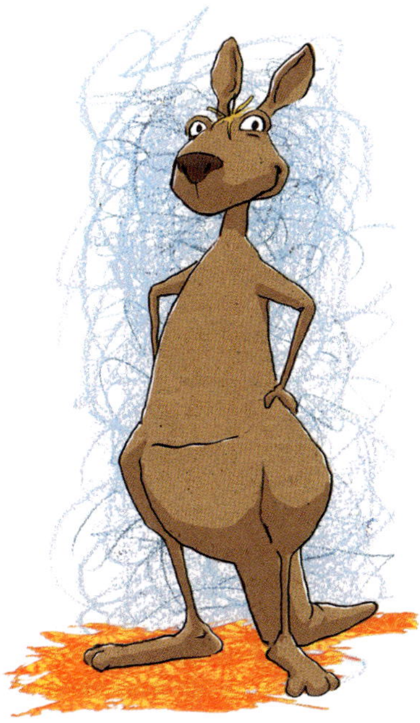

4. Mit allen Sinnen die Situation erfassen

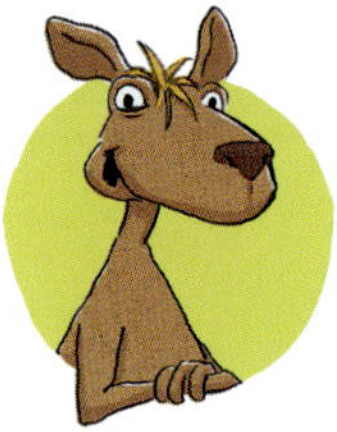

Gut riechen zu können ist für uns überlebensnotwendig. Wenn wir geboren werden, können wir noch nicht sehen und hören. Aber mit unserem Geruchssinn finden wir sicher den Weg in den Beutel unserer Mutter. Am besten riecht für mich aber frisches Gras. Wenn ich den Duft in die Nase kriege, könnte ich sofort vor Wonne loshüpfen.

Ausgewachsene Kängurus haben ein ausgezeichnetes Riech-, Seh- und Hörvermögen, sodass sie ihr Umfeld höchst sensibel und genau wahrnehmen können.
Auch für uns Menschen ist die Wahrnehmung unserer Umwelt eine wichtige Überlebensstrategie. Alle Sinnesreize verarbeiten wir innerlich mit Prozessen wie Erinnern, Assoziieren, Zuordnen und Urteilen, um sie als Chance, Gefahr, Risiko etc. zu kategorisieren, entsprechend zu reagieren und das Ganze dann für den zukünftigen Gebrauch entsprechend abzuspeichern. Problematisch ist dabei nur, dass wir unsere Sinneseindrücke höchst subjektiv verarbeiten, sodass unsere innere Wahrheit eine andere ist als die der Welt da draußen. Im Unterschied zum Känguru interpretieren wir vieles. Manche Menschen sind zudem wahre Experten im vermeintlichen Lesen der Gedanken anderer. Verzerrungen der Wahrheit und damit einhergehend stellenweise unpassende, falsche Reaktionen sind vorprogrammiert.

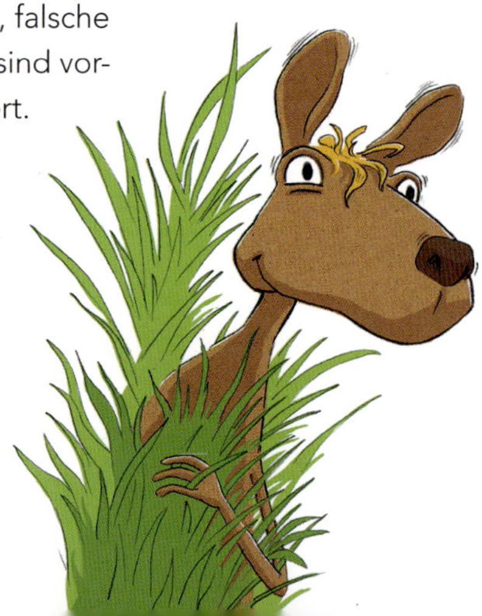

ÜBUNG:
Perspektiven wechseln

Suchen Sie sich eine Situation, ein »Thema« aus, das Sie in Ihrem aktuellen Leben konkret belastet. Zum Beispiel könnte es sein, dass Ihr Chef Ihnen Ihr Wunschprojekt verweigern und jemand anderen als Projektleiter einsetzen will. Oder Ihre Tochter kann sich einfach nicht entscheiden, welchen Beruf sie wählen soll und schlägt sich erstmal mit diversen Jobs durch. Überprüfen Sie mithilfe der folgenden Fragen Ihre Situation, Ihr »Thema«:

1. Um was genau geht es bei dieser Situation? Was daran ist für Sie aktuell schwierig? Wie geht es Ihnen in der Situation?
2. Welche Auswirkungen vermuten Sie, wenn sich die Situation nicht verändert beziehungsweise wenn Sie etwas verändern?
3. Prüfen Sie, welche typischen Muster Sie wahrnehmen, wenn Sie im Detail Ihr Verhalten und das der direkt oder indirekt beteiligten Personen anschauen. Beispielsweise könnte es so sein, dass Sie in der konkreten Situation immer passiver und die andere Person immer aktiver wird. Oder Sie werden zunehmend aggressiver und Ihr Gegenüber weicht zunehmend aus.
4. Wenn Sie aus der Sicht der anderen beteiligten Personen oder einer Freundin die Situation betrachten … welche anderen Bewertungen und Veränderungsmöglichkeiten entdecken Sie?

Prüfen Sie abschließend, wie sich Ihre Wahrnehmung der Situation durch die anderen Perspektiven verändert hat. Auch kleine Nuancen sind dafür wichtig. Entscheiden Sie sich, wie Sie zukünftig in dieser Situation anders agieren und reagieren wollen.

Wenn wir uns dessen bewusst sind, können wir unsere Wahrnehmungen prüfen und unsere Reaktionen überdenken, um dann anders zu handeln. Dafür haben wir drei Möglichkeiten:

1. Wir können unsere Wahrnehmung der Welt verändern.
2. Wir können unsere innere Reaktion verändern.
3. Wir können entscheiden, ob wir in einer Situation so wie immer oder auf eine neue Art reagieren wollen.

Wichtig ist in schwierigen Situationen vor allem, dass Sie die Verantwortung für Ihr Handeln übernehmen und gleichzeitig die »Wahrheiten« der anderen anerkennen. Das hilft Ihnen, weder als Opfer der Umstände in diesen zu verharren noch gegen imaginäre Windmühlen anzukämpfen. Prüfen Sie, was Sie beeinflussen und verändern können. Damit machen Sie sich selbst und anderen das Leben leichter …

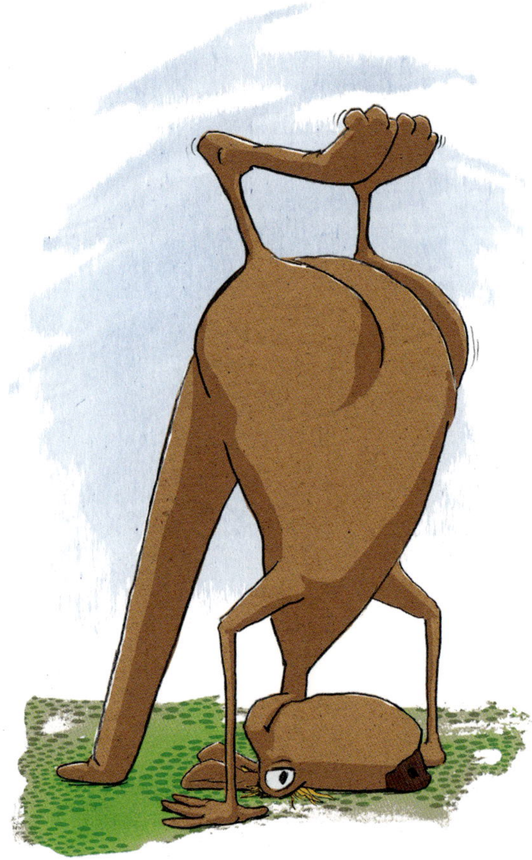

ÜBUNG:
Innere Wahrheiten prüfen

Beobachten Sie Ihre inneren Selbstbewertungen und generellen Kommentare zum Leben, zur Arbeit, zu Beziehungen. Machen Sie sich am besten während zwei bis drei Tagen immer wieder Notizen, welche einschränkenden oder stärkenden Glaubenssätze auftauchen. Diese sind häufig so formuliert, dass sie mit »Ich bin …«/»Ich bin nicht …« anfangen oder mit »Ich kann …«/»Ich kann nicht …«. Überprüfen Sie auch Sprichwörter und Redensarten, die in Ihrer Familie häufig verwendet wurden, zum Beispiel »Schuster, bleib bei deinem Leisten« oder »Der Esel nennt sich immer zuerst.«
Überprüfen Sie diese Sätze: Sind diese wirklich wahr? Welche Auswirkungen haben diese Sätze auf Sie? Entscheiden Sie sich für zwei bis drei zentrale Aussagen aus Ihrer Sammlung an Glaubenssätzen, die Sie aktuell stark einschränken und die Sie ändern wollen. Kreieren Sie stattdessen unterstützende Sätze, die Sie zukünftig begleiten sollen. Beispielsweise können Sie aus »Ich muss mich zurücknehmen« ein »Ich darf mich wichtig nehmen« machen, oder »Ich bin gut genug« oder »Ich kann etwas schaffen«.
Stellen Sie sich ganz genau vor, welche neuen Möglichkeiten so entstehen und wie Sie diese neuen Glaubenssätze in Ihrem Alltag ausleben.

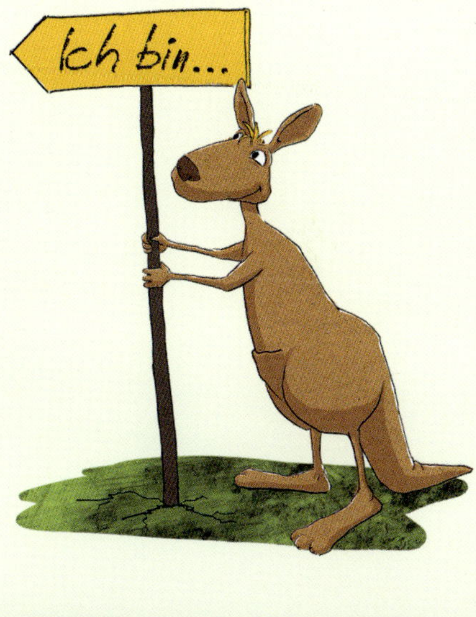

Ein Känguru verlässt sich auf seine Sinne und schätzt deshalb die Situation immer wieder neu ein, reagiert also flexibel auf seine Umwelt. Diese Flexibilität fehlt uns Menschen manchmal, da wir uns bei der inneren Verarbeitung unserer Wahrnehmungen oft von Glaubenssätzen leiten lassen. Aus ersten Lebenserfahrungen entstehen Generalisierungen und daraus eben diese Glaubenssätze. Das sind tiefe Überzeugungen darüber, wer und wie wir sind und was unsere Welt ausmacht. Mit diesen Überzeugungen können wir uns entweder innerlich unterstützen oder uns klein machen. Wichtig ist, sich selbst erst mal auf die Schliche zu kommen, welche einschränkenden Altlasten eventuell in unserem Hirn herumgeistern …

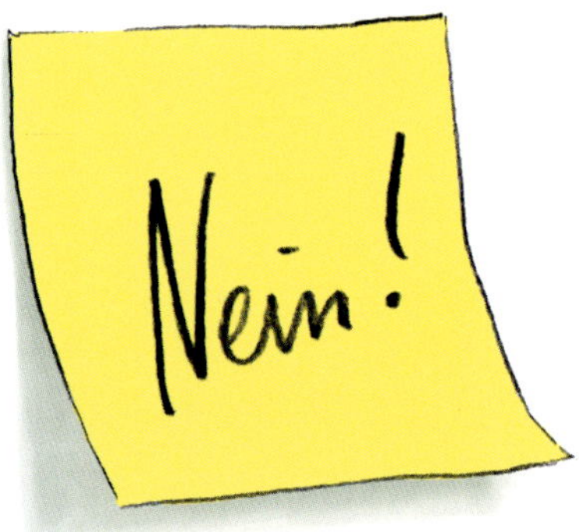

Angenommen, Sie bekommen eine neue anspruchsvolle Aufgabe angeboten. Wie fällt Ihre erste Reaktion aus? Freuen Sie sich oder sind Sie zurückhaltend? Welche Gedanken nehmen Sie wahr? Ähneln sie einem der folgenden Sätze?

- »Das kann ich nicht … da werde ich sicher scheitern.«
- »Das können andere besser als ich.«
- »Man muss doch …«
- »Ganz schön schwierig, aber ich werde es schon schaffen.«
- »Das krieg ich hin!«

Ihre neuen Glaubenssätze können Sie nun auch durch neue Verhaltensweisen ausprobieren und vertiefen. Wenn Ihr neuer Glaubenssatz zum Beispiel lautet: »Ich darf Grenzen setzen«, können Sie Kollegen gegenüber Nein sagen, wenn sie Sie schon wieder um einen Gefallen bitten. Auch gegenüber Eltern oder Schwiegereltern könnten Sie sich abgrenzen und die Einladung zum Sonntagsessen ablehnen, um so Zeit für sich zu gewinnen. Wenn Freunde und Freundinnen Sie immer wieder als Kummerkasten nutzen, dürfen Sie solche Gespräche auch ablehnen oder zeitlich begrenzen. Wenn Sie anfangen, mit neuen Verhaltensweisen für sich zu sorgen, so wird sich das zu Beginn für Sie noch ungewohnt anfühlen. Vielleicht werden Sie sogar ein bisschen ein schlechtes Gewissen haben. Entscheidend ist jedoch, dass Sie Verantwortung für Ihr Wohlergehen übernehmen. Ein Känguru ist sich seiner Bedürfnisse bewusst und handelt entsprechend. Wenn möglich, gibt es sich ganz dem Genuss des Lebens hin. Nehmen auch Sie mit all Ihren Sinnen wahr, was Sie stärkt, und sorgen Sie dafür, dass es Ihnen gut geht.

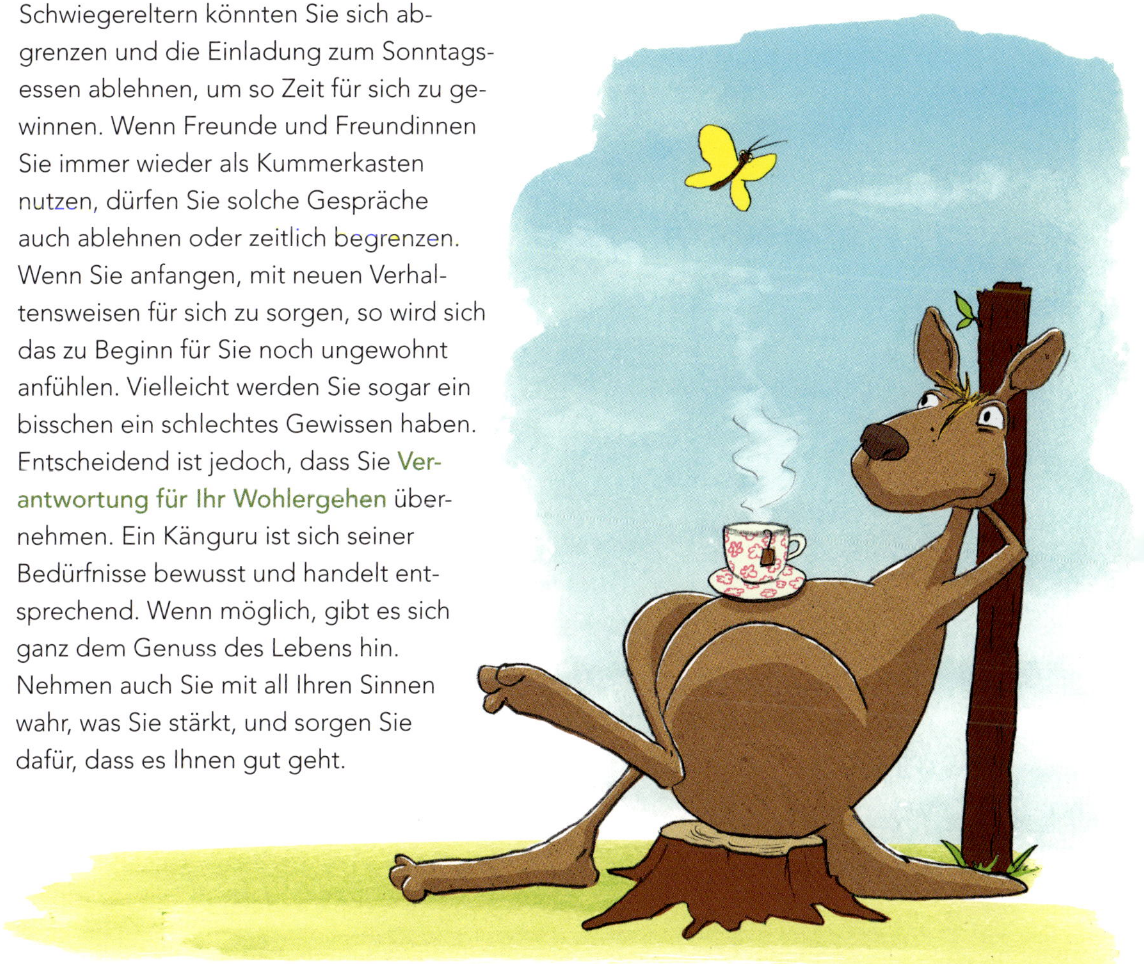

5. Gemeinsam sind wir stark

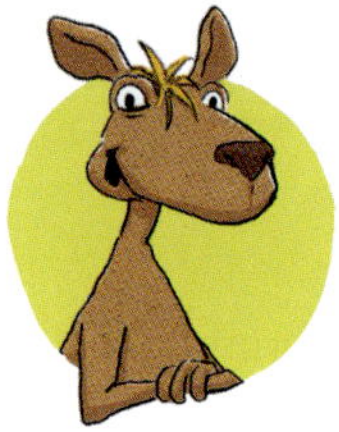

In unserer Großfamilie habe ich ein herrliches Leben. Meine Mutter, meine Tanten und größeren Geschwister sind immer um mich und zeigen mir, wo es langgeht. Von ihnen kann ich viel lernen. Wenn ich mich verlaufe, rufe ich nur: »HUO … HUA … – wo seid ihr, ich brauche Hilfe!« Dann kommt vor allem meine Mama sofort zur Unterstützung. Sie kennt meine Stimme genau.

Einige Känguruarten leben in lockeren Verbänden zusammen, andere bilden feste Clans. Insbesondere Mutter und Jungtier pflegen engen Kontakt bis hin zur gegenseitigen Fellpflege mithilfe ihrer Zähne, Zungen und Krallen. Die Tiere lernen voneinander und entwickeln einen eigenen Charakter mit individuellen Verhaltensweisen.

Auch wir Menschen sind soziale Wesen, die Nähe, Kontakt und Unterstützung brauchen. Eine positive Partnerschaft, Familie, Freunde, Kollegen und andere Personen im näheren Umkreis können diese Zuwendung bieten. Wie ist das in Ihrem Leben? Wen unterstützen Sie? Wer unterstützt Sie?
Gerade in schwierigen Lebensphasen ist zumindest eine Bezugsperson wichtig, auf die wir uns verlassen können, von der wir Aufmerksamkeit, Trost und Verständnis erhalten. Ideal wäre natürlich ein stabiles Netzwerk an Menschen, das Sie notfalls auffängt oder Ihnen auch mal ganz praktisch unter die Arme greift. Viele Studien belegen, dass **soziale Unterstützung generell eine positive Wirkung auf unsere Gesundheit und unser psychisches Wohlbefinden hat**. Sie tut unserem Herzen gut. Falls Sie im vorigen Kapitel einen Glaubenssatz »Ich muss alles alleine schaffen«

entdeckt haben, sollten Sie diesen in »Ich darf andere um Hilfe bitten« ändern. Natürlich wächst so ein soziales Netzwerk nicht über Nacht. Kängurus werden in ihr Rudel hineingeboren, wir müssen unser Netzwerk aufbauen und es pflegen, indem wir auf andere zugehen, den Kontakt mit Ihnen halten und Ihnen in einer gesunden Balance ebenfalls Hilfe und Unterstützung gewähren – also im übertragenen Sinn gegenseitige Fellpflege betreiben.

Tipp

Fragen Sie sich, wer in Ihrer Umgebung Sie stärkt oder schwächt. Wer ist neutral? Welche Kontakte sollen bleiben, wie sie sind? Welche wollen Sie verstärken, welche reduzieren? Welche neuen Kontakte würden Sie gerne aufbauen? Klären Sie für sich, was Ihnen an Ihren Beziehungen wichtig ist (kurz- und langfristig). So können Sie besser entscheiden, wie Sie Ihre Energie und Zeit für Ihre Sie stärkenden Beziehungen einsetzen wollen.

Je breiter Sie Ihr Netzwerk spannen, desto mehr Möglichkeiten hält es für Sie bereit. Auch wäre es von Vorteil, wenn die Menschen in Ihrer Umgebung Sie ergänzten. Angenommen, Sie wollen mehr Lebensfreude erleben, sind aber selbst nicht unbedingt von überschäumend fröhlichem Temperament, dann können Sie sich beschwingte Freunde oder Bekannte suchen, die vielleicht gerne feiern und begeisterungsfähig sind. Indem Sie Zeit mit diesen Menschen verbringen, werden Sie Ihre eigene Laune verbessern und dadurch manches leichter wegstecken können. **Sie können sich vor allem weiterentwickeln, wenn Sie mit Menschen zusammen sind, die sich von Ihnen unterscheiden.**

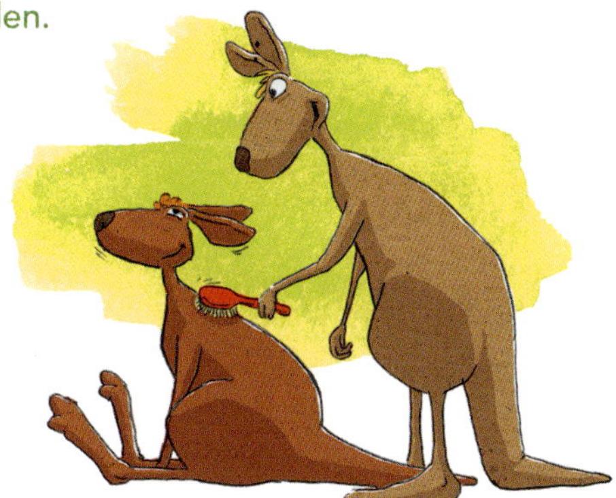

Wenn Sie neue Verhaltensweisen lernen wollen, die Sie noch mehr stärken, dann schauen Sie sich mal in Ihrem nahen Umfeld um: Gibt es Kollegen, Nachbarn oder Familienmitglieder, die als Vorbild taugen? Was genau machen diese anders als Sie? Was genau wollen Sie von ihnen lernen, um stark durchs Leben zu gehen? Unser bisheriges Verhalten haben wir bereits viele Jahre trainiert. Um nun eine neue Variante zu entwickeln, ist das abschließende gedankliche Probehandeln besonders wichtig. Mit unserer Vorstellung können wir in unserem Hirn die neue Möglichkeit anlegen. Dann müssen wir sie nur noch in der Echtsituation trainieren. Und wenn Sie nicht mehr weiterwissen, dann trauen Sie sich und bitten um Hilfe. »HUO … HUA!«, ruft das Känguru, wenn es sich verlaufen hat und nicht weiter weiß. Überlegen Sie sich, wer für Sie da sein kann: Freunde oder Familienmitglieder, ein Coach, eine Ärztin … Jemanden anrufen oder ansprechen, sagen, was Sie brauchen, das können auch Sie.

ÜBUNG:
Voneinander lernen

Suchen Sie sich einen Platz, an dem Sie für 20 bis 30 Minuten ungestört sein können. Spielen Sie die Übung erst gedanklich durch und notieren Sie sich abschließend, was Sie zukünftig anders machen wollen.

1. Wählen Sie eine Situation aus, in der Sie sich in Zukunft anders als bisher verhalten wollen (zum Beispiel stark und standhaft statt passiv und nachgiebig). Wo findet die Situation statt, gegenüber wem wollen Sie das neue Verhalten zeigen?
2. Wie verhalten Sie sich bisher in dieser Situation? Was genau stört Sie und was wollen Sie verändern?
3. Wählen Sie nun eine Person, deren Verhalten Sie als vorbildlich für die Handhabung einer solchen Situation erleben und von der Sie lernen wollen, sich anders als bisher zu verhalten.

4. Stellen Sie sich vor, wie sich Ihr Vorbild in der konkreten Situation verhält. Beobachten Sie ganz genau, was diese Person tut, wie sie sich bewegt, was sie sagt, wie ihre Mimik sich verändert … Prüfen Sie, ob das so für Sie schon stimmig ist. Falls nein, geben Sie Ihrem Vorbild Regieanweisungen, um das Verhalten für sich anzupassen.
5. Gehen Sie nun gedanklich selbst in die Situation hinein und probieren Sie das neue Verhalten aus. Tun Sie dabei so, als ob Sie quasi in der Haut Ihres Vorbilds steckten. Agieren Sie genauso. Lassen Sie sich überraschen, wie gut sich dieses Verhalten anfühlt und welche positiven Reaktionen anderer Sie ernten. Spielen Sie die Situation innerlich mehrfach durch, sodass sich das neue Verhalten für Sie vertraut anfühlt.
6. Orientieren Sie sich wieder im Hier und Jetzt. Prüfen Sie, ob Sie dieses Verhalten wirklich so übernehmen wollen. (Falls nein, gehen Sie zurück zu Schritt 4 und modifizieren Sie das Verhalten.)
7. Machen Sie nun gedanklich einen Schritt in die Zukunft zu dem Zeitpunkt, an dem Sie diese spezielle Situation wieder erleben werden. Erleben Sie die Situation mit Ihrem neuen Verhalten und genießen Sie Ihren Lernfortschritt.

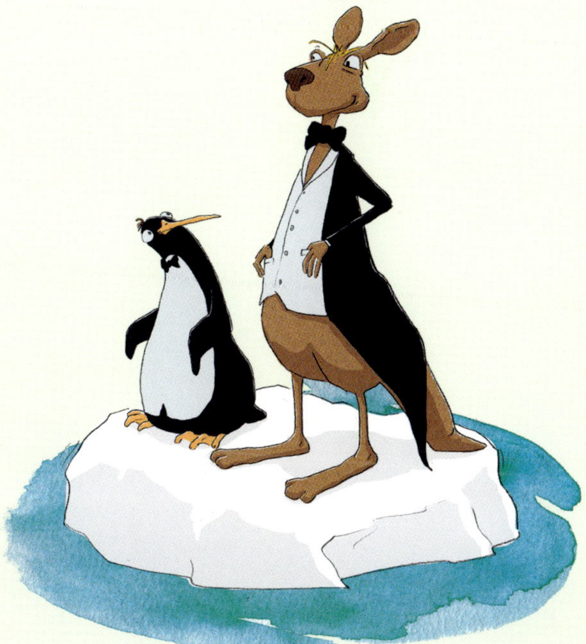

6. Situative Chancen nutzen, Lösungen finden

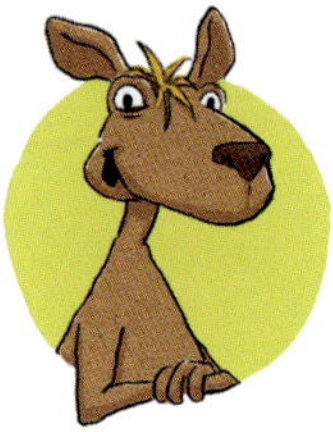

Wasser brauche ich für mich zum Überleben und für die Milch meiner Jungen. Ich muss nämlich gleichzeitig eine leichtverdauliche für mein jüngstes und eine fetthaltige für mein älteres Kind produzieren. Am einfachsten ist, wenn ich an einem Wasserloch trinken kann und frisches, kräftiges Gras fresse. In der Trockenzeit grabe ich manchmal metertiefe Löcher, um an Wasser zu gelangen. Zudem reinige ich immer wieder meinen Beutel. Was mein Jüngstes dort verliert, lecke ich auf, damit es gesund bleibt und die Flüssigkeit für mich nicht verloren geht.

Anfangs war es ziemlich mühsam, mit diesen langen Beinen klarzukommen. Als ich noch im Beutel meiner Mutter lebte, waren sie ständig im Weg. Und als ich zu hüpfen anfing, bin ich laufend umgeknickt. Heute bin ich stolz auf meine kräftigen Arme und Beine. Ich kann völlig entspannt über lange Strecken hüpfen, aber ich kann auch meinen Rivalen mit Nachdruck klarmachen, wer hier das Sagen hat.

Kängurus haben sich im Laufe der Evolution hervorragend an ihr Lebensumfeld angepasst und spezielle Fähigkeiten entwickelt, die ihnen das Überleben sichern. Das befähigt sie zum Beispiel, alle Chancen zu nutzen, um gerade in der Trockenheit Zentralaustraliens an Wasser zu kommen. Außerdem wandeln sie ein scheinbares »Handicap«, ihre langen Beine, in eine Chance beziehungsweise einen Vorteil um.
Ebenso haben wir Menschen unsere Fähigkeiten entwickelt und können uns in unterschiedlichen Lebensräumen und Situationen anpassen. Mit unseren Denk-

fähigkeiten können wir Zusammenhänge verstehen und kreativ Neues entwickeln. **Insbesondere in schwierigen Lebenslagen oder gar Krisen sollten wir uns daher nicht auf Probleme fokussieren, sondern stattdessen anfangen, bewusst Chancen in der jeweiligen Situation und Lösungsansätze für Veränderungen im Leben zu suchen.**

Wir haben vielfältige Möglichkeiten zur Lebensgestaltung und können immer wieder neu wählen. Wenn uns eine Situation oder Lebensform nicht gefällt, können wir uns für eine andere entscheiden. Wir können immer anderswo Möglichkeiten finden, an unser Wasser zu kommen, oder durch eine andere Herangehensweise ein scheinbares Handicap in eine Chance ummünzen. Zuerst einmal müssen wir uns aber natürlich darüber klar werden, was wir überhaupt wollen. Wovon wir weg und wo wir hin möchten (was auch bedeutet, das wir erkennen müssen, was unveränderlich ist und worauf wir keinen Einfluss nehmen können). Wir brauchen ein Ziel, auf das wir unseren Weg ausrichten können. Visionen sind dabei ganz wichtig, um ein erfülltes Leben zu führen und den inneren Antrieb zu spüren, der uns motiviert, auch schwierige Situationen zu überstehen und Herausforderungen als Chancen zu erkennen.

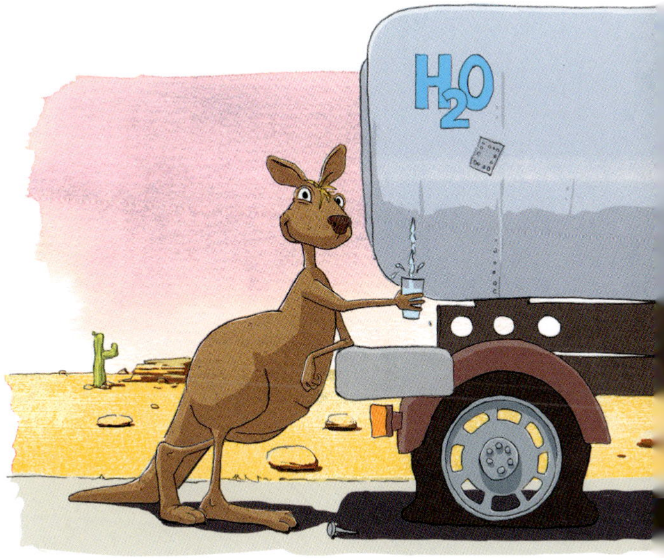

ÜBUNG:
Lösungsideen und Visionen fürs eigene Leben

Nehmen Sie sich für diese Übung circa 20 Minuten Zeit. Sie brauchen dazu ein großes Blatt Papier, einen Stift und farbige Marker. Ihre Notizen machen Sie am besten in Form eines Mindmaps. Dann können Sie zwischen Ihren Lösungsideen am leichtesten springen und weitere Punkte ergänzen.

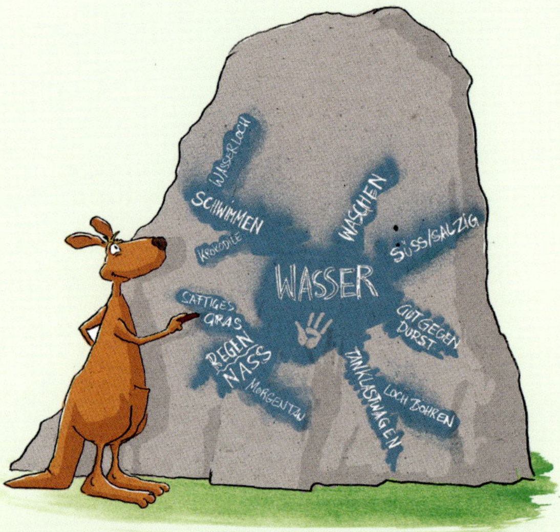

1. Was genau beschäftigt und belastet Sie? Was wollen Sie stattdessen? Welche Chancen gibt es in der schwierigen Situation bzw. für Veränderungen? Was ist Ihr Herzenswunsch, Ihre Vision? Schreiben Sie das, was Sie wollen, in die Mitte Ihres Blattes.
2. Notieren Sie alle Ideen, die Ihnen einfallen, um Ihren Wunsch zu realisieren. Alles ist erlaubt, auch die verrücktesten Gedanken.
   Lassen Sie sich für diesen Schritt ausreichend Zeit.
3. Nun schauen Sie sich nochmal alle Lösungsideen an. Manche werden okay sein, andere nun auf den zweiten Blick eher langweilig erscheinen. Bei einigen werden Sie jedoch vermutlich lächeln und zu strahlen beginnen. Wählen Sie Ihre attraktivsten Ideen aus.
4. Malen Sie sich konkret aus, wie Sie diese Ideen umsetzen. Stellen Sie sich gedanklich vor, dass Sie das wirklich tun. Vielleicht kommen Ihnen dann noch weitere Ideen, was Sie für Ihr

Leben gebrauchen können und wie Sie dies erreichen.

5. Nun überprüfen Sie wohlwollend und kritisch zugleich, wie Sie Ihren Umsetzungsplan optimieren können. Was wäre gut zu berücksichtigen? Was fehlt noch? Sollten Sie schneller oder langsamer vorgehen? Was wäre leichter oder mit noch mehr Freude verbunden?
6. Ergänzen Sie gegebenenfalls Ihr Mindmap mit diesen Aspekten.
7. Nehmen Sie die farbigen Marker, um Ihre wichtigsten Punkte hervorzuheben.
   Schauen Sie diese Punkte noch mal genau an und stellen Sie sich vor, wie Sie sie umsetzen.
8. Fragen Sie sich abschließend: Was ist nun anders und besser als zu Beginn der Übung? Sie haben nun Ihr Mindmap in Händen. Damit Sie anschließend richtig durchstarten können, finden Sie weitere Tipps zur Zielerreichung im nächsten Kapitel.

Nutzen Sie bei dieser Übung Ihren Körper als Signalgeber, um zu wissen, welche Lösungsideen Sie in eine geeignetere Richtung führen. Wenn Sie zu lächeln und strahlen beginnen, Ihre Körperspannung nachlässt und Sie tief durchatmen, dann sind Sie auf dem richtigen Weg. **Das funktioniert auch bei allen anderen Situationen im Leben.**

Fangen Sie mit dem Mindmap im Hinterkopf einfach an, ganz klare Prioritäten für Ihr Leben zu setzen. Damit markieren Sie sich sozusagen den Weg zu Ihrer Wasserstelle. Finden Sie heraus, was gut funktioniert – und machen Sie mehr davon! Und wenn etwas trotz vieler Versuche nicht gut genug funktioniert und vielleicht auch nicht mehr zu Ihnen passt – dann hören Sie damit auf und versuchen Sie etwas anderes! Wir haben immer wieder die Wahl, um unsere Chancen zu nutzen. Und wenn wir das tun, was uns gut tut, dann macht uns das auch resilienter und belastbarer für herausfordernde Situationen.

7. Vorwärts mit kleinen oder großen Sprüngen

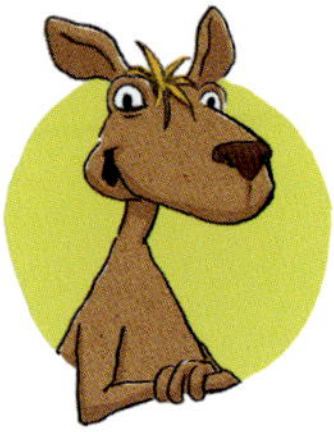

Beim Springen kommt es nur auf die Technik an: Kopf und Vorderbeine muss man ganz ruhig halten. Mit dem Schwanz hole ich immer wieder Schwung und balanciere mich aus. So kann ich ganz entspannt große Sprünge machen.

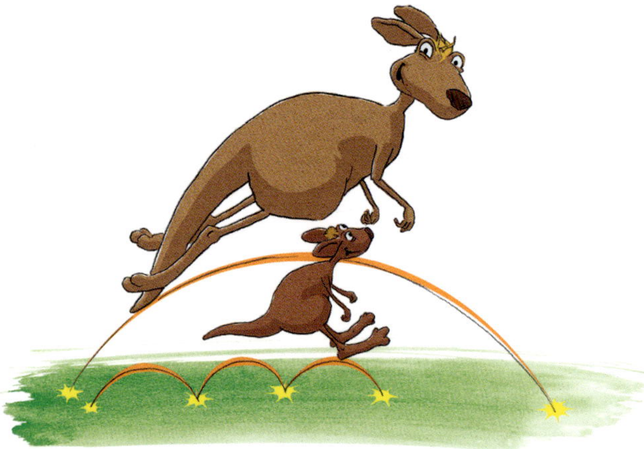

Kängurus können sich flexibel mit unterschiedlichen Gangarten fortbewegen. Sie machen elastische weite Sprünge nur mit den Hinterläufen oder hüpfen langsam mit allen vier Beinen. Entscheidend ist bei den unterschiedlichen Gangarten immer der Känguruschwanz: mal dient er zum Balancieren und Schwungholen in der Luft, mal am Boden als stabile Stütze. Was Kängurus allerdings nicht können, ist rückwärts zu laufen. Folglich sind sie immer nach vorne in Richtung Zukunft orientiert. Immer vorwärts, aber je nach Bedarf und Ziel mit kleinen oder großen Sprüngen ist auch für uns Menschen eine gute Technik, gerade in schwierigen Zeiten. Dabei ist es egal, ob Sie Angestellter, Managerin, Hausmann, Single oder verheiratet, Mutter oder Vater sind. Jeder von uns braucht Balance, eine gute Einteilung der eigenen Energie und Orientierung für die Zukunft.

ÜBUNG:
Balance finden

Stellen Sie sich einfach aufrecht hin. Stellen Sie Ihre Füße hüftbreit auseinander, die Knie sind leicht gebeugt. Schließen Sie die Augen und nehmen Sie wahr, wie Ihr Körper ganz leicht schwankt – vor, zurück, zur Seite. Nehmen Sie eventuell Ihren Kopf etwas zurück oder das Kinn mehr in Richtung Brust, sodass Sie das Gefühl haben, ganz gerade zu stehen. Bleiben Sie dabei weich in den Knien. Atmen Sie dann mehrmals tief ein und aus. Genießen Sie es, wie sich Ihr Körper kontinuierlich balanciert.

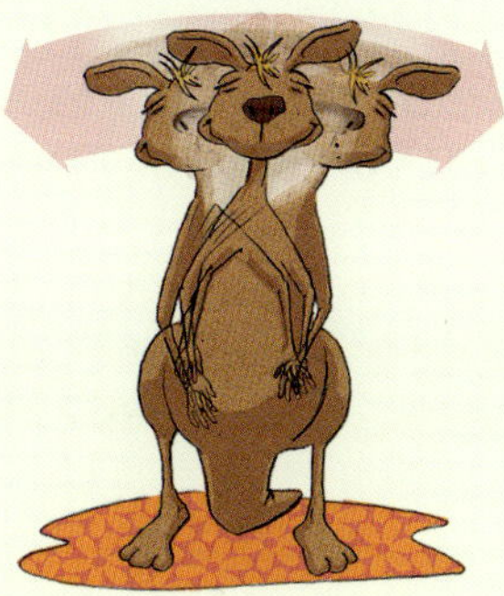

Unser Körper kennt viele Rhythmen, die ständig in Balance gebracht werden müssen. Zum Glück funktioniert das meist automatisch, wie beispielsweise Einatmen und Ausatmen, Einschlafen und Aufwachen, etc. All diese Prozesse zusammen sorgen für unser Funktionieren. Stillstand gibt es dabei nicht, sondern Balance braucht immer Bewegung. Fragen Sie sich daher gerade in schwierigen Zeiten, wie Sie für etwas mehr Bewegung in Ihrem Leben sorgen können. Es müssen nicht gleich die großen Sprünge sein. Aber mit jedem Schritt mehr wird Ihre Energie und Lebensfreude steigen und Sie werden nicht nur Ihren Körper, sondern auch Ihre verschiedenen Lebensbereiche besser balancieren können. Je besser Ihre Balance ist, desto kräftiger und schwungvoller werden Sie sich fühlen, um Schwierigkeiten durchzustehen und Herausforderungen in Ihrem Leben anzunehmen. Kängurus halten diese Balance mühelos, weil sie sich kraftvoll nach vorne bewegen. Damit auch Sie das tun können, brauchen

Sie ein Ziel, auf das Sie sich zubewegen. Im vorigen Kapitel haben Sie Lösungsideen für Ihr Leben entwickelt. Jetzt wäre es natürlich gut, wenn Sie diese auch umsetzten. Wählen Sie aus, was Ihnen wirklich wichtig ist und gehen Sie dieses Ziel an. Wesentlich ist dabei: Schritt für Schritt, eins nach dem anderen. Auf die Geschwindigkeit kommt es nicht an, sondern gehen Sie so voran, wie es Ihnen guttut. Im Leben geht es immer nur darum, dass Sie das anstreben, was Sie wirklich tun wollen. Dann haben Sie mehr Kraft zur Verfügung, um Schwieriges zu meistern. Daher klären Sie für sich, was Ihnen wirklich wichtig ist und was Sie glücklich macht. Und dann machen Sie sich auf den Weg.

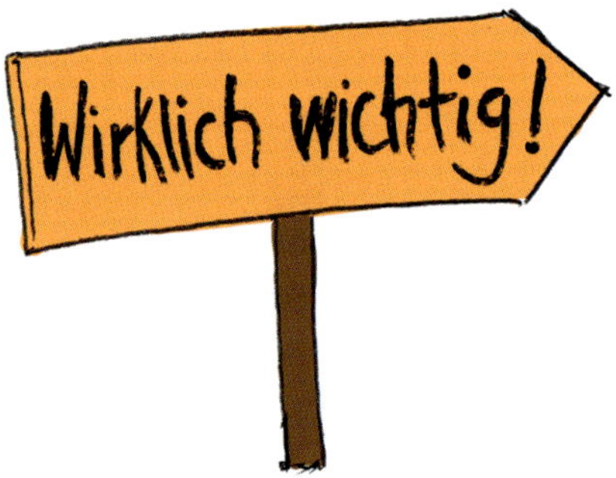

ÜBUNG:
Ziele setzen

Bei der nächsten Übung können Sie sich wieder Ihre Antworten notieren. Sie brauchen insgesamt circa 20 bis 30 Minuten. Sie können entweder ganz pragmatisch kurzfristig planen (zum Beispiel Ihr Frühjahrs-Fitness-Programm) oder sich ein mittelfristiges Orientierungsziel mit genügend Spielraum zum situativen Anpassen setzen (zum Beispiel Abgabe Ihrer Führungsverantwortung nach Abschluss eines Projekts, Weiterbildung mit anschließender beruflicher Neuorientierung, Umzug in eine andere Stadt).

1. Was wollen Sie konkret erreichen?
2. Was werden Sie sehen, hören, fühlen, wenn Sie Ihr Ziel erreicht haben?
3. Was brauchen Sie, um Ihr Ziel zu erreichen? Welche Ihrer Fähigkeiten sind Ihnen dafür nützlich?

4. Wie organisieren Sie sich, um dorthin zu kommen?
5. Erreichen Sie Ihr Ziel ohne fremde Hilfe? Wen könnten Sie um Unterstützung bitten?
6. Wie werden Sie an Ihrer Umgebung erkennen, dass Sie Ihr Ziel erreicht haben?
7. Wie werden Sie an Reaktionen anderer erkennen, dass Sie Ihr Ziel erreicht haben?
8. Was tun Sie, nachdem Sie Ihr Ziel erreicht haben?
9. In welchen Lebensbereichen wird diese Veränderung deutlich?
10. Zu welchem Zweck möchten Sie Ihr Ziel erreichen? Was wird passieren, wenn Sie Ihr Ziel nicht erreichen?
11. Ist die Veränderung den Preis wert?
12. Welcher ist der erste Schritt auf dem Weg zu Ihrem Ziel? Und der zweite Schritt? Und der dritte …?
13. Wenn Sie Ihr Ziel nicht direkt erreichen können, was möchten Sie stattdessen anstreben?
14. Weshalb ist es für Sie so wichtig, ausgerechnet dieses Ziel zu erreichen?
15. Wie gefallen Sie sich, wenn Sie Ihr Ziel erreicht haben?

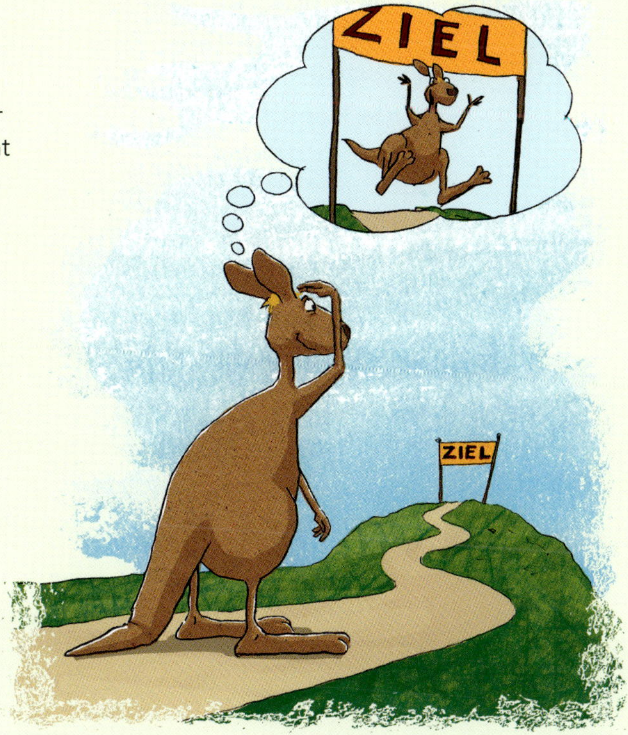

8. Zusammenfassung: Egal was kommt ...

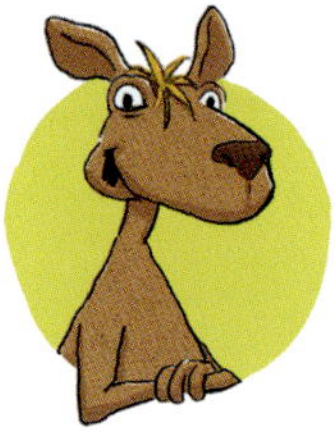

Nur wenn ich ausreichend zu fressen habe, kann ich für weiteren Nachwuchs sorgen. In Notzeiten muss ich mich um mich kümmern und mein eigenes Überleben sichern.

In schwierigen Zeiten und kritischen Lebenslagen sind wir wie die Kängurus gefordert, den Fokus zuerst auf uns selbst zu richten. Insbesondere nach einem Ereignis, das unser Leben auf den Kopf stellt, müssen wir uns erst wieder stabilisieren. Dabei hilft, zuerst einmal all das wahrzunehmen, was heil geblieben ist in Ihrem Leben. Geben Sie sich selbst einen verlässlichen Rahmen, indem Sie zum Beispiel Ihren Tagesablauf festlegen und dann die vorgegebenen Zeiten einhalten (Aufstehen, Essenszeiten, Aktivzeiten, Entspannungsphasen, Schlafenszeit). Achten Sie dabei auf Stressabbau mit ausreichend Bewegung und Ruhephasen. Machen Sie sich vor allem auch bewusst, was Sie alles vom Känguru gelernt haben:

1. Ein Zurück-in-den-Beutel gibt es nicht. Damit zu hadern, dass alles vorher so schön und gut war, hilft Ihnen nicht weiter. Wenn sich in Ihrem Leben etwas ändert, fangen Sie möglichst bald an, die neue Situation zu **akzeptieren.**
2. Atmen Sie tief ein und richten Sie sich auf. So verschaffen Sie sich einen Überblick. Nehmen Sie die positiven und freudigen Momente im Tagesverlauf wahr – gerade wenn es aktuell Schwierigkeiten in Ihrem Leben gibt. Mit etwas **Optimismus** können Sie darauf vertrauen, dass es wieder besser wird.
3. Legen Sie sich ein dickes Fell zu, um weniger an sich heranzulassen. Nehmen Sie sich auch fürs Entspannen Zeit. Machen Sie sich Ihre Stärken klar und

bestätigen Sie sich mit Feedback. So stärken Sie Ihre **Selbstwirksamkeit.**

4. Prüfen Sie Ihre Wahrnehmung. Nicht alles, was Sie auf den ersten Blick als Gefahr bewerten, ist gefährlich. Betrachten Sie Ihre Situation mit den Augen anderer, um Ideen für neue Bewertungen zu entwickeln. Wenn Sie sich mit stärkenden Glaubenssätzen unterstützen, praktizieren Sie **Eigen-Verantwortung.**
5. Schaffen Sie sich ein Netzwerk an Menschen, die Ihnen guttun und die Sie auffangen. Genießen Sie den Kontakt mit diesen Menschen. Achten Sie darauf, dass sie Sie ergänzen, und prüfen Sie, was Sie von anderen lernen wollen. Und holen Sie sich frühzeitig Hilfe. So profitieren Sie mit **Netzwerk-Orientierung** für Ihr Leben.
6. Probieren Sie unterschiedliche Möglichkeiten zur Lösung Ihrer Belastungen aus. Machen Sie sich dazu klar, in welche Richtung Sie sich entwickeln wollen. Finden Sie heraus, was gut funktioniert und machen Sie mehr

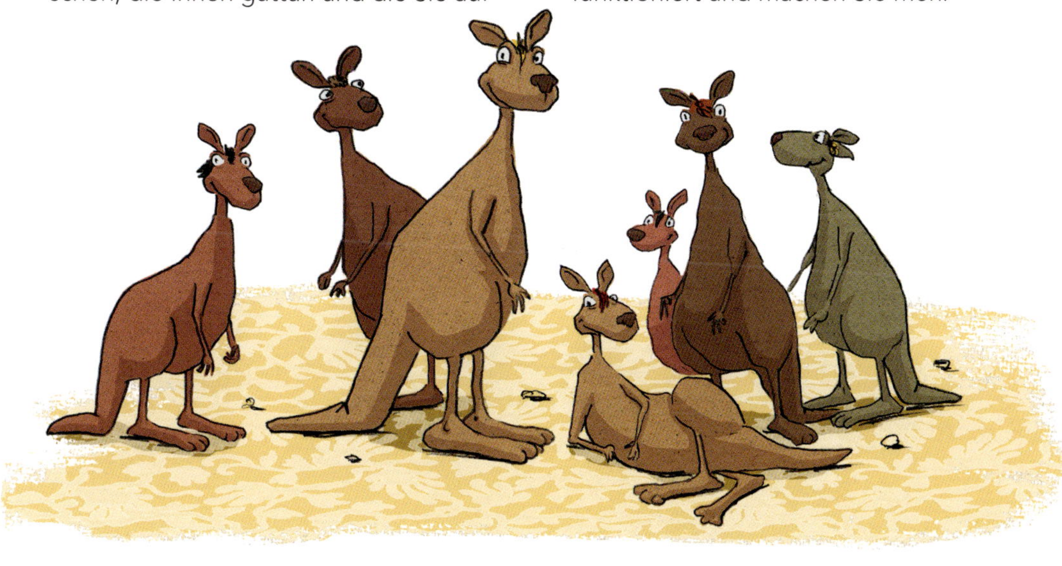

davon. Wenn etwas nicht funktioniert, probieren Sie eine andere Variante. So setzen Sie zunehmend auf Lösungs-Orientierung.

7. Achten Sie auf ausreichend Bewegung für Ihre Balance und legen Sie den Vorwärtsgang ein. Streben Sie das an, was Sie aus ganzem Herzen tun wollen. Das ist echte Zukunfts-Orientierung.

Inzwischen haben Sie einiges über Kängurus gelernt und wie sie ihre Herausforderungen im Leben meistern. Sie konnten viele Übungen ausprobieren, um sich zu stärken. Vielleicht hilft Ihnen auch das Känguru als Vorbild, Ihre Probleme und die Herausforderungen in Ihrem Leben nicht ganz so tierisch ernst zu nehmen. Das Känguru balanciert stabil auf seinem Schwanz und den Hinterbeinen, sodass es auch heftige Fußtritte seines Rivalen aushält. Ums Erdulden und Hinnehmen geht es jedoch bei Resilienz nicht, sondern dass wir aktiv unser Leben gestalten und situationselastisch reagieren.

Nutzen Sie die sieben Känguru- beziehungsweise Resilienzqualitäten. Dann kommen auch Sie stark durchs Leben und sagen bei Ihren Herausforderungen:

»DAS wirft mich nicht um!«

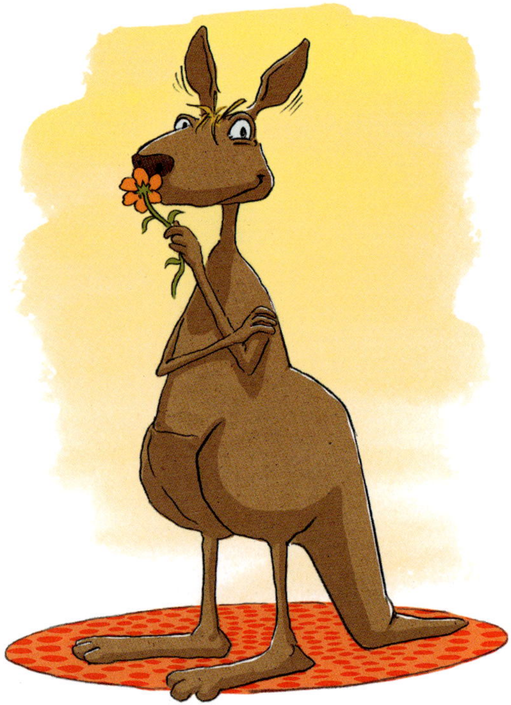

Weiterlesen macht stark

Bambaren, S.: Das weiße Segel. Wohin der Wind des Glücks dich trägt, München 2001

Beck, M.: Enjoy your life. Zehn kleine Schritte zum Glück, Frankfurt a. M. 2004

Croos-Müller, C.: Nur Mut. Das kleine Überlebensbuch, München 2012

Croos-Müller, C.: Kopf hoch. Das kleine Überlebensbuch, München 2011

Croos-Müller, C.: Viel Glück. Das kleine Überlebensbuch, München 2013

Heller, J.: Resilienz. 7 Schlüssel für mehr innere Stärke, München 2013

Heller, J.: So bin ich stark. Gut aufgestellt mit dem inneren Team, München 2017

Kast, V.: Trotz allem ich. Gefühle des Selbstwerts und die Erfahrung von Identität, Freiburg 2003

Lüdke, C. & Clemens, K.: Kein Trauma muss für immer sein, Bergisch Gladbach 2004

Reddemann, L. / Wetzel, S.: Der Weg entsteht unter deinen Füßen: Achtsamkeit und Mitgefühl in Übergängen und Lebenskrisen, Freiburg 2011

Resilienz-ABC mit kontinuierlichen Ergänzungen, in: www.juttaheller.de/resilienz/resilienz-abc

Australien – Im Reich der Riesenkängurus (1/5) Dokumentation von ARTE, in: https://www.youtube.com/watch?v=MwwWEPQDtTw (abgerufen am 17.11.2017)

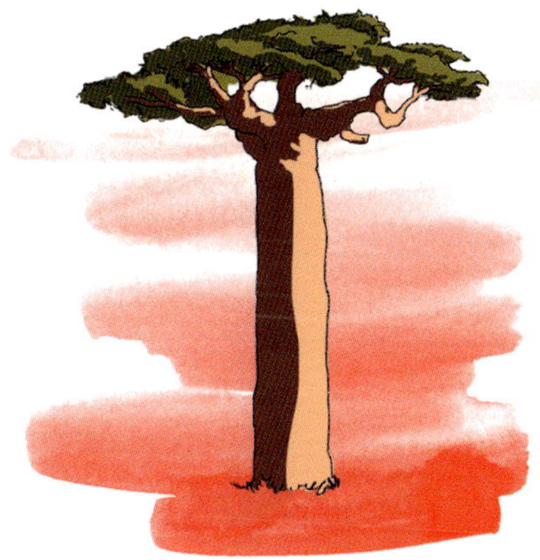

Sollte diese Publikation Links auf Webseiten Dritter enthalten, so übernehmen wir für deren Inhalte keine Haftung, da wir uns diese nicht zu eigen machen, sondern lediglich auf deren Stand zum Zeitpunkt der Erstveröffentlichung verweisen.

FSC
www.fsc.org
MIX
Papier aus verantwortungsvollen Quellen
FSC® C011124

Verlagsgruppe Random House FSC® N001967

5. Auflage

Umschlag: Weiss Werkstatt, München
Umschlagmotiv: Kai Pannen, Hamburg,
www.kaipannen.de
Druck und Bindung: Mohn Media, Gütersloh
Printed in Germany
ISBN 978-3-466-34614-1
www.koesel.de

Dieses Buch ist auch als E-Book erhältlich.